AF494453

AMOUR
ET ONANISME

QUELQUES CONSIDÉRATIONS

SUR

L'HYGIÈNE DE LA JEUNESSE

AMOUR
ET ONANISME

PAR

XAVIER PRADEL

De Prades (Pyrénées-Orientales).

Prix : 1 fr. 50

PARIS

IMPRIMERIE DE J. DEJEY & Cie

18, rue de la Perle

1876

QUELQUES CONSIDÉRATIONS

SUR

L'HYGIÈNE DE LA JEUNESSE

Si l'on s'expose à perdre ses peines, ce doit-être au moins en s'occupant d'un objet utile, afin que la bonne volonté serve d'excuse, et que les efforts infructueux paraissent dignes d'estime.

Galien disait : « Confiez-moi les jeunes gens dont les mœurs sont déréglées, les enfants qui ont des dispositions vicieuses, je les transformerai par l'hygiène ». Nous pourrions multiplier les citations de ce genre, et rappeler ces paroles de Descartes : « Pour trouver les moyens de rendre l'homme plus sage, c'est à la médecine qu'il faut s'adresser ».

L'homme, dans les phases successives qu'il parcourt depuis la naissance jusqu'à la mort, est sujet à une foule de maux ; mais il est surtout exposé à cette période de la vie qui paraît au souvenir de chacun l'âge par excellence, époque intéressante aux yeux de tout observateur : « Le calme cesse, les digues cèdent à l'impétuosité du torrent », a dit un auteur ; toutes les passions violentes et tumultueuses s'emparent de notre âme, et prennent trop souvent leur source dans l'appétit sensitif. C'est à cet âge que toutes les fonctions organiques et plusieurs facultés intellectuelles sont dans leur entière plénitude, et il importe de les bien diriger, si l'on veut s'assurer une vieillesse longue et heureuse; mais, malheureusement, avec notre constitution puissante, avec les passions tumultueuses qui nous agitent, nous troublons la marche de la nature, nous bouleversons les lois de l'économie et, par suite, nous déterminons des affections morbides plus ou moins graves. En effet, il est hors de doute, nous en avons des exemples tous les jours, que les passions apportent une rupture d'équilibre dans l'action des matières solides de l'économie animale, excitent et altèrent la vitalité des fluides, modifient vicieusement les facultés dynamiques et sont la source de maladies nombreuses et variées.

Les passions qui surgissent durant cette période de la vie, que j'appelle période par excellence, et qui entraînent à leur suite des conséquences fâcheuses sur l'économie, sont : l'amour et l'onanisme.

Il est difficile de définir l'amour : Ce qu'on en peut dire, c'est que : « dans l'âme, c'est une passion de régner ; dans l'esprit, c'est une sympathie ; et dans le corps, ce n'est qu'une envie cachée et délicate de posséder ce que l'on aime après beaucoup de mystères ». LA ROCHEFOUCAULD.

C'est une passion violente et piperesse, dit Charron : il se faut gendarmer contre elle et se garder de ses appâts, plus elle vous mignarde, plus elle est traîtresse, car elle veut nous embrasser pour nous étrangler,

Et nous appaster de miel
Pour nous saouler de fiel.

L'amour est l'occupation des gens désœuvrés, la maladie des âmes oisives, un caprice de quelques jours, une froide habitude, une fantaisie romanesque, un goût suivi d'un prompt dégoût. Voilà ce qu'on a pensé, ce que probablement bien des gens pensent encore, ce qu'on a dit généralement, et ce qu'on dira peut-être toujours de l'amour.

L'amour est aux yeux du plus grand nombre une passion nécessaire, sans laquelle le genre humain, se dépeuplant de jour en jour, retomberait dans le néant. Oui, l'amour est une passion sublime et indispensable si on le considère au point de vue de la multiplication de l'espèce ; mais, si l'on conclut généralement que le goût matériel d'un sexe pour l'autre sert à les perfectionner tous les deux, je m'élèverai de toutes mes forces contre cette conclusion. Que peut-on attendre, en effet, d'un amour impur engendré par une passion criminelle, et entretenu par l'espoir ou par la réalité de la satisfaction sensuelle ? Que peut-on attendre de l'union de deux amants sans mœurs, ne formant entre eux qu'une association illicite qui les fait entrer en commerce de vices, et établit entre eux deux une complicité réciproque de mauvais penchants, de coupables habitudes? Ces unions sont pour la société un bien déplorable et funeste exemple ; et ces amants, après une jeunesse remplie de jouissances matérielles qui épuisent le corps, se préparent une vieillesse précoce et chargée de regrets amers.

Veut-on un exemple qui prouve combien cette passion est avilissante ? Rappelons-nous la conduite de Marc-Antoine après la bataille d'Actium : n'ayant des yeux que pour Cléopâtre, l'objet de ses coupables amours et de ses voluptueux désirs, le chef d'un puissant parti abandonne lâchement son armée pour suivre la reine d'Égypte, et pour aller goûter mollement dans ses bras l'ivresse de la volupté.

Donc l'amour ne perfectionne pas toujours les amants.

Nul pinceau ne pourrait saisir et rendre l'amour, nul langage ne peut le suivre dans son dédale infini ; passion à la forme changeante, aux couleurs indécises, plus capricieuse que Protée, belle et suave comme le ciel et mauvaise comme l'enfer ; à elle appartiennent les dévouements sans bornes et l'égoïsme le plus avide ; elle immole tout à l'objet aimé, fait pour lui les sacrifices les plus sublimes, et, d'autres fois, elle s'en sert comme d'un jouet pour ses caprices et pour ses jouissances.

Elle le rend esclave et malheureux pour ses satisfactions ; elle poursuit son bonheur à elle-même à travers les larmes qu'elle lui fait répandre et les tortures qu'elle lui fait subir. A elle d'élever l'homme et de le grandir jusqu'au ciel : mais aussi de l'abaisser jusque dans la boue ; à elle donc la grandeur et la gloire, le fer et le poison. la vertu et le crime.

Les effets de cette passion se remarquent par un léger trouble et des frémissements joints à une contenance embarrassée, à une respiration haletante, gênée et comme suffoquée, à une voix aiguë et comme tremblante, à la difficulté de la parole, à une sorte d'incapacité morale que la timidité produit.

D'un autre côté, les bizarreries les plus extraordinaires se font remarquer dans le caractère ; on n'aime plus le travail ni les choses sérieuses ; l'esprit, toujours en proie à de vagues rêveries, ne songe plus aux affaires ; on devient tantôt taciturne, tantôt gai jusqu'à la folie ; on aimait la solitude, on la fuit ; on la fuyait, on la recherche ; les personnes les plus chères deviennent insupportables, tout ce qui tient aux soins matériels de l'existence est l'objet d'un profond dédain ; la fortune, la gloire, les plaisirs de toute sorte n'ont plus aucun attrait.

L'impression de l'amour se fait également sentir au physique et au moral. On est en proie au chagrin et à la tristesse ; on perd le sommeil et l'appétit, les digestions se font avec difficulté ; le chyle, mal élaboré, est fourni en petite quantité par la masse alimentaire et les boissons ; le sang, ne se constituant plus, s'appauvrit ; la circulation se ralentit, les mouvements du cœur et les battements artériels diminuent en force et en fréquence, la transpiration en quantité ; les autres sécrétions sont nulles ou peu actives ; le corps maigrit, se consume, et la diarrhée vient s'ajouter à la faiblesse déjà existante.

Tels sont généralement les effets de l'amour au physique et au moral.

Tous ces désordres, qui viennent d'être signalés, sont dus aux peines de cœur.

Comment peut-on les reconnaître ? En usant du même stratagème qui fut employé jadis par Erasistrate pour découvrir si la maladie qui consumait les jours d'Antiochus, fils de Séleucus, ne devait pas être attribué à un amour qu'il ne voulait pas déclarer. Éperdument amoureux de Stratonice, sa belle-mère, Antiochus ne voulant révéler son secret à personne, finit par tomber malade. Il gardait le lit depuis longtemps sans éprouver la moindre douleur, et néanmoins il perdait son embonpoint et se mourait de langueur. Erasistrate fut appelé : Cet illustre médecin ayant remarqué dans le jeune et intéressant malade, l'abattement des yeux, la faiblesse de la voix, la pâleur du teint et les larmes qu'il répandait sans sujet, vit, dans l'ensemble de ces symptômes, la preuve d'une passion violente qu'il n'osait avouer. Pour éclairer ses soupçons, et découvrir l'objet d'un sentiment si vif, le docteur posa sa main sur le cœur du malade, dans la chambre duquel il fit venir toutes les femmes du palais, les unes après les autres. Antiochus n'éprouva d'abord aucune espèce d'agitation ; mais à l'approche de Stratonice, le plus vif incarnat vint animer ses joues pâles et décolorées, son cœur battit avec violence, il fut inondé de sueur et saisi d'un tremblement général..... Il n'en fallut pas d'avantage pour changer les soupçons en certitude.

Avant Erasistrate, guidé par l'observation des phénomènes extrêmement variés que l'amour avait produit sur l'ensemble de la vie organique de Perdicas, roi de Macédoine, qu'on croyait phthisique, Hippocrate avait découvert la passion violente de ce prince pour Phila, la maîtresse de son père. Plus tard, Galien reconnut que cette même passion menait insensiblement au tombeau une dame romaine éprise d'amour pour le danseur Pilade.

Ainsi, dans l'amour, l'âme s'abandonne à la tristesse la plus profonde, à la mélancolie la plus noire; aux souffrances morales s'ajoutent bientôt les souffrances physiques, et l'amant malheureux dépérit.

L'amour sans espoir est bien plus malheureux encore; et combien est à plaindre celui qui est fortement épris d'un objet qui ne peut lui appartenir; aussi, parmi les maux innombrables auxquels nous sommes assujettis, il n'en est pas sans doute de plus terrible que l'amour, passion d'autant plus cruelle que ce n'est que sous l'attrait des plaisirs. qu'elle voile les peines qu'elle nous cause. Les désordres produits par cette passion sont incalculables, les maladies dont elle est la source sont affreuses, et, leurs suites, sont effrayantes. Là, une fièvre lente et mortelle dévore en peu de temps la jeunesse et la beauté qu'elle conduit insensiblement au tombeau; ici, la maladie se déclare avec une sorte de fureur, et fait en un moment de la personne la plus sage l'être le plus immoral. Il n'est pas permis à la faiblesse de l'esprit humain de pénétrer ce problème. Ce n'est donc pas sans raison que l'on a peint l'amour avec un bandeau.

Voici un exemple sur les suites d'un amour malheureux chez une jeune fille :

Mademoiselle ***, d'un tempérament bilioso-sanguin, fut tout le temps de sa première enfance d'une conduite sans reproches, quoique facile à s'enflammer sur le moindre discours flatteur. Parvenue à l'âge de 22 ans, elle fit connaissance d'un militaire, dont la bonne foi et les discours sincères, du moins en apparence, eurent bientôt captivé son cœur. Dès lors, épanchement mutuel d'amitié, amour réciproque, gaieté, bonheur chez la jeune enfant. Cette tendre liaison dura plus de 18 mois; la conclusion du mariage tenait au congé que le militaire sollicitait, malheureusement il ne put l'obtenir et se vit bientôt contraint d'abandonner la jeune personne. La douleur de Mademoiselle ***, lorsqu'elle reçut cette nouvelle, fut à son comble; à partir de ce moment, la joie radieuse que l'on remarquait dans toutes ses actions fit place à la tristesse la plus profonde; l'ennui, les soupirs, la recherche de la solitude furent ses seules occupations. Elle qui, quelque temps auparavant, aimait la promenade, ne se montra plus que rarement, et passa des journées entières abîmée dans la réflexion. Bientôt après commença l'invasion d'une fièvre lente qu'aucun traitement ne put enrayer. Le médecin qui la soignait constata des soupirs continus et profonds, une oppression très grande dans l'appareil respiratoire. Cette jeune personne devint bientôt d'une extrême maigreur, et perdit peu à peu ses facultés intellectuelles.

Cette observation résulte de plusieurs faits connus, d'après lesquels nous avons pu apprécier l'action que le moral exerce sur le physique, et il serait facile d'en citer plusieurs exemples.

Comment l'amour, ce sentiment qui satisfait et rend heureux, peut-il produire les sensations les plus vives ? Trahi et outragé, n'occasionnerait-il pas les peines les plus cruelles et les effets les plus funestes ! Tissot en a rassemblé plusieurs exemples.

Une femme de Sienne ne survécut point au départ de son amant, et, ayant appris qu'il avait été obligé de suivre Charles-Quint, mourut peu d'heures après. Tulpius donne l'histoire d'un jeune homme qui devint tout à coup cataleptique, parce qu'on l'avait empêché d'épouser la femme qu'il aimait.

De Moor vit une fille, qui devint folle, en apprenant le mariage de son amant avec sa sœur.

Tissot, dans son *Traité sur l'épilepsie*, fait l'histoire d'une femme qui mourut avec les symptômes les plus violents après une passion trompée.

Voilà, lecteur, les conséquences de l'amour.

Je ne tiens pas à m'étendre davantage sur cette passion qui frappe la jeunesse, et lui prépare les conséquences les plus fâcheuses pour sa conservation. Je suis court, afin qu'on puisse relire cette première partie, qui offre une utilité indispensable pour l'un et l'autre sexe, car, je suis moralement convaincu, que le plus grand nombre des maladies qui surgissent, durant cette période, ont pour origine cette passion terrible et affreuse.

J'arrive à la deuxième passion :

L'ONANISME

J'éviterai autant que je le pourrai, de me servir d'aucun mot qui puisse choquer la pudeur de ceux qui liront mes réflexions à ce sujet. Je choisirai les termes les plus modestes, et n'emploierai que ceux dont je ne pourrai pas me dispenser de me servir pour en faire apprécier l'importance et en montrer l'utilité. J'aborde, il est vrai, un sujet bien périlleux, mais, j'ose assurer que je n'ai négligé aucune précaution pour lui donner toute la bienséance dans les termes dont il faut se servir. Il y a des écueils nombreux, comment les éviter ? Faudrait-il se taire sur des objets aussi importants?

Non, sans doute. Si ce que j'écris scandalise quelque personne pudique, qu'elle accuse plutôt sa pudeur que ma bonne volonté; mais j'espère que le lecteur me pardonnera aisément, et j'ajouterai même que je compte mériter l'estime et l'approbation des personnes sages et éclairées qui, connaissant la portée du mal, loueront, sinon mes succès, du moins mes efforts.

En traitant de l'onanisme, je me propose d'appeler la vertu et les mœurs au secours de la santé, la raison au secours de la raison elle-même, sans l'affliger. En un mot, je veux avertir et non point offenser la pudeur.

Je vais vous parler comme je parlerais à mon fils, à ma fille, que je respecterais infiniment; mais à mon fils et à ma fille qui seraient coupables sans le savoir :

Vous jouissiez des trésors de la santé, ... subitement se manifestent chez vous des symptômes de maladie.

Votre teint pouvait le disputer en couleur et e fraîcheur à celles des roses, il pâlit, il s'efface.

La vivacité et la gaieté vous étaient ordinaires,... vous n'êtes plus que faible, languissante, et rien en vous ne justifie un tel changement.

L'onanisme, passion affreuse, entraînant à sa suite des infirmités sans nombre, se constate fréquemment avant l'âge de la puberté, mais principalement pendant la puberté. Elle se révèle par des symptômes d'abord physiques, qui ne laissent aucun doute aux yeux de tout observateur, et par de nombreuses lésions organiques.

« C'est une consomption dorsale », a dit Hippocrate. C'est un ver rongeur, ajouterai-je, qui ébranle les constitutions les plus fortes, et conduit au marasme tout individu qui s'y livre.

C'est une passion qui devient une habitude, une manie, et celui qui a le malheur de s'y livrer tombe dans un dépérissement complet des forces morales; la mort vient mettre un terme à ce funeste penchant, à cette coupable habitude.

C'est un arbre en fleur desséché, c'est un spectre ambulant.

« A mon avis, dit M. Réveillé-Paris, ni la peste, ni la guerre n'ont de résultat plus désastreux pour l'humanité que la funeste habitude de la masturbation. C'est l'élément destructeur des sociétés civilisées.... Je ne connais pas, enfin, de fléau plus épidémique, plus contagieux que cette corruption sociale, car le nombre d'individus qui s'adonnent à cette passion, dès leur plus tendre jeunesse, est immense. Combien de malaises, d'incommodités pour lesquelles on ne se présente pas au médecin, que l'on supporte en secret, ou que l'on traite soi-même !

Combien de praticiens qui ne se donnent pas la peine de remonter aux causes immédiates ou éloignées des maladies qu'ils observent, qui se bornent à les traiter sans se demander leur cause première ! Combien de fois n'a-t-on pas attribué des maladies résultant de l'onanisme, à des causes fort innocentes, aux causes qui étaient signalées, soit par le malade lui-même, qui se croit intéressé à donner le change sur le mal qu'il éprouve, soit par des personnes abusées et sans défiance! Combien de fois, en ce qui me concerne, me suis-je abstenu des questions nécessaires que tous les parents entendent avec déplaisir, que la plupart même repoussent avec empressement comme un outrage! »

Il me semble déjà, d'après ce simple exposé, me croire autorisé à aborder sans crainte ce sujet, car il y va de l'intérêt de chacun, et principalement de celui des pères de famille, des maîtres de pension, de veiller sur l'adulte pour ne pas le voir tomber dans l'abîme.

Comment reconnaît-on l'onanisme?

Cette passion se révèle-t-elle aussi bien chez l'homme que chez la femme?

Quelles en sont les conséquences?

Quels sont les moyens à prendre pour prévenir et arrêter ces habitudes secrètes?

Voilà ce que je veux essayer de démontrer, et ce que je tiens à faire connaître.

Et d'abord, comment reconnaît-on l'onanisme?

Lorsque vous voyez un individu atteint d'une extrême maigreur, qu'il est pâle, engourdi, stupide, se plaignant d'une grande faiblesse dans les cuisses et les lombes, paresseux dans ses actions, cacochyme, ayant les yeux enfoncés, attribuez sans crainte la cause de ce dépérissement à l'onanisme. Il y a chez lui une sorte d'instinct qui le porte à cacher. à dissimuler ses manœuvres. L'art avec lequel il élude la surveillance et déroute le médecin est souvent extraordinaire. Le masturbateur cherche l'ombre et la solitude ; il reste longtemps seul, et sans pouvoir donner de bons motifs de cet isolement. Que votre vigilance s'attache principalement aux instants qui suivent le coucher et précèdent le lever ; c'est alors surtout que le masturbateur peut être pris sur le fait.

A peine est-il couché, qu'il paraît plongé dans un sommeil profond ; jamais ses mains ne sont en dehors du lit, et généralement il se plait à cacher sa tête sous sa couverture. Son teint se décolore, devient jaunâtre ; ses yeux sont habituellement cernés, et la physionomie est triste. Le malheureux qui a contracté ces habitudes est faible et nonchalant, et, presque toujours, il éprouve des tiraillements dans la région de l'estomac, et, croyant que c'est la faim qui les occasionne, il mange à chaque instant. Quelquefois il a un appétit vorace, mais ses digestions ne tardent pas à devenir difficiles. Des douleurs vives et continuelles se font souvent sentir à l'épigastre et dans le dos, le corps maigrit et une petite toux sèche, qui se répète fréquemment, ne manque pas d'inspirer aux parents, et toujours au médecin, des inquiétudes sur l'état de la poitrine.

Cette passion se révèle-t-elle aussi bien chez l'homme que chez la femme ?

(Ici je vais entrer dans des détails bien sérieux et du plus grand intérêt).

Oui, cette passion se révèle aussi bien chez l'homme que chez la femme.

Déjà, avant la puberté, une sensibilité exaltée invite souvent, par une sorte d'instinct, par une inquiétude vague, l'enfant à porter la main aux organes de la génération ; et lorsqu'une vive sensation a été la suite de l'exécution qu'il a produite, ignorant à quels résultats fâcheux peut entraîner la réitération fréquente du même acte, il répète, pour ainsi dire sans motifs, ce qu'il avait fait par hasard. Alors, à mesure qu'il avance dans la funeste habitude qu'il a contractée, par une conséquence malheureuse des lois de l'économie vivante, il ressent d'autant plus vivement le plaisir d'une telle sensation, qu'il l'a éprouvée plus souvent.

Pendant la puberté, alors que les facultés commencent à se développer avec énergie, il se forme, vers les organes génitaux, une concentration plus ou moins vive des forces de la vie, et le sujet, entraîné par un plaisir trompeur, se livre avec fureur à un vice qui doit bientôt le perdre, ou attirer sur lui des maux plus terribles que la mort même.

La plume se refuse à retracer d'aussi odieuses turpitudes ; mais, puisqu'elles existent de nos jours, il est indispensable de les signaler, afin que les parents, dont la négligence coupable a laissé d'aussi horribles désordres s'introduire dans leurs maisons, à l'avenir plus attentifs, veillent à ce qu'ils ne se reproduisent plus.

C'est principalement dans les établissements

publics, où sont réunis en grand nombre les jeunes gens de l'un ou de l'autre sexe, que se développe, avec facilité, l'habitude de la masturbation (1).

L'éducation publique est sans contredit un des résultats les plus avantageux de la civilisation perfectionnée; mais, par combien de graves inconvénients les avantages ne sont-ils pas atténués ? et, pour ne pas sortir de notre sujet, combien n'est-il pas difficile d'exercer, sur des enfants rassemblés, une surveillance propre à prévenir d'une manière efficace la corruption des mœurs ? L'acte de la masturbation, devenu pour ainsi dire public, est avoué sans honte et exercé sans pudeur : on voit presque sous les yeux des maîtres, les plus âgés d'entre ces malheureux, déjà corrompus, recourir à la main des plus jeunes, et les forcer, par des menaces, à leur prêter un ministère abominable.

Telles sont les circonstances principales qui favorisent la dépravation chez les jeunes gens.

Dans les pensionnats des jeunes demoiselles. une coupable négligence y laisse trop fréquemment introduire les désordres de cette passion. L'onanisme est dissimulé aux yeux indifférents ou inattentifs des maîtresses, sous le voile de l'amitié, poussée, chez les adolescentes, jusqu'au scandale. Les liaisons les plus intimes sont formées sous ce

---

(1) *Dictionnaire des Sciences médicales* (tome XXXI, p. 105).

spécieux prétexte; un même lit reçoit souvent les deux amies; et l'on voit des jeunes filles user de subterfuges inouïs pour se livrer à cette passion barbare; elles ont besoin de témoigner leurs sentiments pour attester et l'ardeur qui les dévore et leur fidélité. Elles s'écrivent des lettres; elles s'envoient des baisers passionnés; il y a de ces billets dont les termes brûlants font frémir.

La lecture des romans devient une autre circonstance, non moins funeste, qui hâte la corruption des mœurs chez les jeunes filles et qui aujourd'hui est une des causes les plus actives de leur dépravation.

La passion de l'onanisme est bien plus fréquente et plus précoce chez la jeune fille que chez le garçon. Les organes génitaux, chez elles, sont le siége d'une sensibilité exquise qui les entraîne, par une sorte d'instinct, à l'onanisme. Faudrait-il encore parler des instruments variés et des procédés bizarres qu'une imagination dépravée a souvent mis en usage chez la jeune fille, pour se procurer de honteux plaisirs? De nombreux corps étrangers, introduits dans un moment d'égarement, soit dans l'urètre, soit dans le vagin, et qui ont nécessité les secours de la chirurgie, ont fourni des preuves très authentiques de ce que j'avance.

Nous pourrions citer l'exemple de cette fille qui se présente chez son médecin pour être délivrée d'une douleur insupportable aux parties génitales. Au toucher, on reconnut un corps dur et inerte, situé à la partie supérieure du vagin, dont la membrane muqueuse était gonflée de telle sorte qu'elle semblait embrasser ce corps et le retenir avec force. Il fallut beaucoup de soins, et plus d'une tentative, pour parvenir à le saisir et à l'extraire, et l'on reconnut alors qu'il consistait en un gros bouchon de liége.

Il est hors de doute, malgré les dénégations que la honte inspira à la patiente, que c'est en se servant d'un goulot de bouteille, pour satisfaire aux égarements de son imagination, qu'elle éprouva l'accident dont nous venons de parler.

Il ne faut pas que la lecture de ce passage laisse dans l'esprit une hésitation qui ne lui permette pas d'ajouter une confiance entière à l'exactitude des faits que je viens de mentionner; et il est indispensable que non-seulement l'homme étranger aux connaissances médicales, mais le médecin lui-même, ne doute pas un seul instant de ce que j'avance.

CONSÉQUENCES DE L'ONANISME

Déjà vous avez pu concevoir combien les conséquences de cette passion sont fâcheuses et préjudiciables pour la conservation de la jeunesse. Les effets terribles qu'entraînent après eux les excès dans l'onanisme, ou l'habitude funeste de la masturbation, sont vraiment déplorables. L'excitation continuelle des organes génitaux est susceptible de donner naissance à presque toutes les maladies aiguës ou chroniques qui peuvent déranger l'harmonie de nos fonctions. C'est ainsi qu'on voit des fièvres de différents caractères, des altérations organiques diverses, des consomptions plus ou moins rapides, des affections excessivements variées du système nerveux, être la suite plus ou moins funeste de ces excès, également condamnés par le moraliste et par le médecin. Rien de plus ordinaire que de rencontrer, dans les grandes villes, des adolescents qui marchent le tronc déjà courbé et vacillant, incapables de supporter la moindre fatigue ; ils présentent, aux yeux étonnés, les caractères de la caducité réunis aux habitudes et aux prétentions de la jeunesse. Les yeux enfoncés, ternes et abattus. le visage étiolé, le front couvert de rides, le corps réduit à ne plus présenter qu'une charpente osseuse et décharnée, ils portent, empreints sur toutes leurs parties, les signes de l'affaiblissement radical de leur constitution physique et de leurs facultés intellectuelles. C'est alors que se développent chez eux ces mélancolies profondes, ce dégoût absolu pour toutes les jouissances de la vie, qui se terminent trop souvent par le suicide. C'est dans ces circonstances que, chez d'autres, paraissent ces hypocondries qui les éloignent de la société et leur font éprouver des maux que leur sensibilité forcée rend très pénibles, mais qui paraissent imaginaires à l'homme inattentif. On trouve chez le masturbateur moins un être vivant qu'un cadavre gisant sur la paille, maigre, pâle, sale, répandant une odeur infecte. Il perd souvent par le nez un sang décoloré, aqueux, une bave sort continuellement de sa bouche. Ses yeux chassieux, troubles, éteints, n'ont plus la faculté de se mouvoir. Il est sans mémoire, sans idées, incapable de lier deux phrases sans réflexion. Il est au-dessous de la brute, et l'on a peine à concevoir que ce malheureux appartienne à l'espèce humaine.

Aétius nous dit qu'à la suite des excès dans l'acte de la génération, l'estomac se dérange, le corps entier s'affaiblit; le masturbateur devient pâle et maigre, ses yeux se cavent.

« Les émissions, trop fréquemment réitérées, du sperme, dit Lomnius dans ses *Commentaires sur Celse*, produisent une foule de maux; tels que des apoplexies, des léthargies, des spasmes et des cécités. Le malheureux est victime de la fougue de son tempéramment; des regrets amers suivent immédiatement l'action honteuse qu'il vient d'accomplir; mais, à mesure que les organes se reposent, les résolutions qu'il avait prises et qu'il croyait inébranlables, se dissipent, et bientôt le souvenir de la sensation qu'il a éprouvée, ou de nouveaux plaisirs promis par une imagination exaltée, les font évanouir complétement

J'ai connu une jeune personne qui, depuis l'époque d'une puberté trop précoce, se livrait à la masturbation, et en éprouvait, à dix-huit ans, les effets les plus fâcheux. Elle était douée des qualités les plus brillantes de l'esprit, et sa raison avait toute la maturité de l'âge viril; elle connaissait tout le danger où l'entraînait le goût irrésistible qui la portait avec violence au plaisir solitaire de l'onanisme. Elle prenait la résolution de ne plus s'y livrer; mais elle y revenait incessamment. Désespérée de ne pouvoir observer, après chaque sacrifice honteux, les salutaires résolutions qu'elle prenait sans cesse, elle disait: J'ai en moi deux volontés: l'une qui résiste, et l'autre qui m'entraîne; celle-ci, pour me séduire, use du subterfuge le plus adroit et me dit toujours: ce sera la dernière fois..... Cette malheureuse a succombé.

Oui, l'onanisme devient aujourd'hui la cause première de toutes les infirmités précoces: Tantôt c'est l'affaiblissement, tantôt c'est l'irritation du système nerveux qu'elle engendre. L'exercice trop violent, et trop longtemps continué des organes génitaux, produit chez les individus ou un affaiblissement considérable, ou une exaltation très manifeste de la sensibilité nerveuse.

A quelles dispositions organiques la diversité de ces résultats est-elle liée ? Il nous est impossible de répondre à cette question d'une manière satisfaisante : nous observons les faits, nous cherchons à déterminer les rapports qui existent entre eux ; mais le mécanisme intime, suivant lequel ils sont produits et enchaînés les uns aux autres dans les corps vivants, nous restera probablement toujours inconnu. Les facultés intellectuelles s'affaiblissent ; cette faiblesse est même portée, dans certains cas, jusqu'à rendre impossible le travail le plus léger, et la perte de l'énergie de penser devient permanente.

« Je sens, écrit un masturbateur à Tissot, je sens que le sentiment est chez moi considérablement émoussé, le feu de l'imagination extrêmement ralenti, le sentiment de l'existence infiniment moins vif ; tout ce qui se passe à présent me paraît presque un songe ; j'ai plus de peine a concevoir, moins de présence d'esprit, et je me sens dépérir de jour en jour ». Frédéric Hoffmann rapporte l'observation d'un jeune homme adonné, dès l'âge de 15 ans, aux excès de la masturbation, et qui contracta une faiblesse extrême de la vue. A 20 ans, lorsqu'il voulait se livrer à la lecture, il éprouvait des étourdissements analogues à ceux de l'ivresse. Quoiqu'il mangeât beaucoup, il était cependant d'une extrême maigreur. Tous les praticiens, du reste, ont eu de fréquentes occasions de vérifier l'exactitude de ces faits, dont on trouve de nombreux exemples dans les ouvrages de Bœrhaave, de Van Swieten, de Tissot.

Loin de jeter le système nerveux dans une asthénie plus ou moins profonde, l'exercice trop souvent réitéré des organes de la génération, y détermine au contraire une irritation sympathique très considérable. L'habitude de la masturbation a déterminé, dans quelques cas, l'aliénation complète, soit passagère, soit permanente, des facultés intellectuelles ; une des affections nerveuses qu'elle occasionne le plus souvent, c'est l'épilepsie. Cette maladie, évidemment due à l'irritation du système nerveux, est un des résultats les plus ordinaires de l'onanisme ; et il est peu de médecins qui n'aient observé des cas où elle a été produite, entretenue ou aggravée par l'habitude de cette pratique pernicieuse.

Il résulte de tous ces faits que la même cause produit des effets opposés : tantôt l'affaiblissement et tantôt l'irritation du système nerveux.

L'excitation continuelle des organes de la génération exerce sur l'appareil digestif une influence non moins vive que sur le système nerveux. Il donne lieu à une irritation permanente. Le canal alimentaire, sympathiquement irrité, semble, dans les premiers temps, redoubler d'efforts pour réparer les pertes excessives qu'éprouve l'individu ; mais à mesure que l'excitation génitale, devenue habituelle, perpétue et augmente le mal, les fonctions de l'appareil digestif se troublent; une susceptibilité extrême de l'estomac et une diarrhée qui augmente progressivement en annoncent l'inflammation secondaire plus ou moins vive. Nous avons connu un jeune homme qui éprouvait presque constamment, après les excès dans le coït, de vives coliques, suivies d'une diarrhée abondante, et accompagnées d'un ténesme insupportable.

Telle est la manière dont les organes digestifs sont affectés, chez le plus grand nombre des sujets, par la fréquente réitération de la désastreuse pratique de l'onanisme.

Indépendamment de l'action que les organes génitaux, continuellement irrités par la masturbation sur les deux appareils organiques dont nous venons d'examiner les lésions secondaires, ces habitudes agissent encore de la manière la plus dangereuse et la plus énergique, sur les organes de la voix et de la respiration.

Les physiologistes ont signalé depuis longtemps le lien sympathique qui unit l'appareil vocal à celui de la génération. On sait quelles modifications remarquables, au moment de la puberté, le développement annuel de l'excitation génitale, amènent dans la force et dans l'étendue de la voix. L'onanisme influe sur le développement de l'organe vocal et sur l'étendue et la variété des sons qu'il produit.

Il résulte également de l'observation, que les personnes qui s'adonnent à cette habitude sont presque toujours remarquables par le développement incomplet de leur thorax, et par la promptitude avec laquelle l'exercice le plus léger rend chez elle la respiration difficile et précipitée. Presque tous ces infortunés contractent des catarrhes chroniques, et finissent par périr dans un état complet de phthisie.

L'exercice fréquent des organes génitaux apporte aussi des modifications importantes dans la structure et dans la sensibilité de ces organes eux-mêmes. Ainsi, les enfants qui se livrent à la funeste habitude de la masturbation sont remarquables par le développement prématuré des parties extérieures de la génération. Chez les jeunes garçons, la pénis et le scrotum sont beaucoup plus considérables que l'âge du sujet ne le comporte; les petites filles ont également les grandes lèvres plus longues, la vulve plus développée. Mais dans l'un et l'autre sexe, en acquérant ainsi un accroissement plus que naturel, les organes extérieurs de la génération sont aussi plus mous, plus flasque que dans l'état ordinaire, et leur érection est plus lente et moins complète. La masturbation a donc pour effet consécutif de hâter l'époque de la puberté chez les deux sexes.

Je terminerai tout ce que je m'étais proposé de dire dans cette brochure, sur les dangers de l'onanisme, par cet hommage illustre rendu aux bonnes mœurs, par la présidente de Brisson, dans son éloge de Mme de Sévigné. « Qu'il est aisé, dit cette dame orateur, d'être heureuse avec des mœurs simples ! et qu'il est doux de trouver son bonheur dans l'amour de ses devoirs, dans l'étude, dans le travail ! sexe aimable qui passez votre vie dans une dissipation qu'on appelle le plaisir, et qui émoussez votre sensibilité en épuisant tous les amusements frivoles, ignorez-vous qu'il est une joie douce et recueillie, qui satisfait toujours l'âme et ne la dégoûte jamais, la joie de s'estimer soi-même ! Ah ! si jamais vous vous renfermiez dans un cercle de distractions futiles ou d'opinions bizarres, vous perdriez vos plus beaux droits, et votre empire serait détruit; aspirez au beau privilége de fixer à la fois les mœurs, les usages, les goûts ! »

Marc-Aurèle Antoine, cet empereur philosophe que son rang et sa puissance avaient si bien mis à la portée d'apprécier ce que l'on appelle le bonheur des voluptés, a connu la satisfaction que procurent des mœurs simples et la vertu; ce prince fut si vertueux que, pour exprimer son amour et sa reconnaissance, le peuple romain lui érigea un temple, et ses amis, dit-on, se partagèrent à sa mort ses tablettes comme des souvenirs précieux et sacrés. Marc-Aurèle jugeait la simplicité des mœurs et la pudeur si importante au bonheur, que les plus belles maximes se pressent à chaque instant sur ces deux objets dans le *Recueil de ses pensées*.

« Le goût du plaisir, se dit à lui-même ce grand homme, nous fait souvent illusion; mais, examine bien si on ne goûte pas plus de satisfaction du côté où se trouve la grandeur et l'égalité d'âme, la liberté, la simplicité, la sainteté des mœurs.

« Embellis ton âme de simplicité, de pudeur et d'indifférence, pour tout ce qui n'est ni vice ni vertu ».

Nous voici arrivé au traitement de l'onanisme.

Cependant, avant d'aborder cette matière, j'ajouterai une observation très importante à toutes celles que j'ai déjà données, toujours au point de vue de la jeunesse.

Dans les temps où nous sommes, l'onanisme règne chez tous les individus de l'un et l'autre sexe.

Ni morale, ni religion, ni principe, rien n'arrête le courant de cette passion coupable. Le jeune homme attend avec impatience l'heure de la solitude pour se livrer avec fureur à ce crime honteux.

La jeune fille, plus oisive, profite et recherche tous les instants pour se dérober aux yeux de ses parents, de ses maîtresses, afin de satisfaire sa passion. Si les circonstances lui paraissent trop difficiles, elle sait imprimer sur elle des mouvements qu'elle a calculés d'avance et qui la tiennent constamment sous l'influence de l'onanisme.

Mes observations prouvent, d'une manière certaine, que cette passion est connue de tous. Elles reposent sur l'habitude de lire sur la physionomie de chacun, et m'autorisent à confirmer ce que j'avance.

Il serait temps de savoir se maitriser et mettre un terme à ce coupable penchant, car, il est vraiment regrettable de voir se flétrir visiblement et en peu de temps des beautés que la nature a si bien préparées.

Vous voyez aujourd'hui cette jeune personne qui attire malgré vous vos regards, et demain vous observez en elle cette passion honteuse qui va la dénaturer sous peu et lui enlever tous ses charmes.

L'onanisme est contagieux, et cette contagion d'individu à individu ne s'explique que par le manque de vigilance de la part des parents, des maîtres et maîtresses de pension. Oui, il serait temps de mettre un terme à cette passion, non-seulement pour le maintien des sociétés civilisées, pour le respect des mœurs, mais surtout pour la conservation de l'individu et pour empêcher une vieillesse précoce et chargée d'infirmités.

MOYENS DE PRÉVENIR L'ONANISME

SON TRAITEMENT

Je ne serais pas complet, je veux dire que je manquerais la partie la plus utile de ma tâche si je ne parlais pas des précautions à prendre pour prévenir les habitudes funestes que je viens de signaler.

Je voudrais attirer l'attention de ceux qui me liront sur cette partie surtout qui, je crois, est la plus utile et la moins à négliger.

De cette manière, il sera souvent facile de corriger un penchant, qui plus tard devient habitude.

Je commencerai par recommander dans les familles une grande circonspection en présence des enfants, un respect sans bornes pour leur innocence. Si vous avez une domestique ou une nourrice, surveillez-là, vous éloignerez ainsi la première cause, car souvent, pour éviter des tracas, elles n'hésitent pas à frotter ou à chatouiller les parties sexuelles des enfants, afin de les faire dormir. Vous comprenez ce que sont plus tard de pareilles imprudences dans les établissement publics, où la contagion devient un véritable fléau : l'œil du maître doit être toujours actif. Chez l'enfant qui reste trop longtemps assis, les veines du bassin se gorgent; cette seule circonstance est capable de porter l'enfant à des excitations génitales. Il y aurait donc certaines réformes à introduire dans nos écoles, où l'on soigne beaucoup trop l'esprit et l'intelligence au détriment du corps et des mœurs. Si par malheur encore, le matériel scolaire est mal fait, les tables mal disposées, la surveillance devient impossible, et alors le mal devient plus grave.

Ce que je dis de l'habitude de rester trop longtemps assis m'amène à un autre ordre d'idées, mais dans un autre âge. Je veux parler des demoiselles qui s'appliquent à coudre avec la machine à pédale.

Ce travail amène, par de longues séances, non-seulement la stase sanguine dans les parties inférieures du corps, mais encore ce mouvement de la pédale produit un frottement dont les parties sexuelles peuvent se ressentir. Si le sujet est moralisé pour résister aux excitations ainsi provoquées, il est certain au moins que quelques maladies locales, telles qu'un érythème intertrigo peuvent en être la conséquence.

La religion et la morale exercent la plus puissante et la plus utile influence sur cette passion; mais la morale et la religion seraient le plus souvent tout à fait impuissantes, si la médecine, à laquelle, d'ailleurs, la morale est si étroitement unie, ne préparait leur triomphe en donnant ici la première ses conseils, quant à la manière de modifier le tempérament.

On ne change pas facilement une organisation primitive, mais on peut espérer d'y apporter quelque amendement avec le temps et les soins nécessaires. L'on a toujours cet avantage que, si l'on ne change pas complétement une constitution déjà vicieuse, on met du moins des bornes à son exaltation et à son influence.

Les différents antiaphrodisiaques si préconisés par quelques personnes, ont plutôt été vantés par la crédulité que par la prudence et l'expérience. Ils ne modèrent point le tempérament, ils le détruisent; ils ne régularisent pas la nature, ils l'étouffent; et si l'on n'y a recours que pour prévenir de très grands maux, leur usage peut en causer qui ne sont pas moins graves.

Je ne saurai trop insister que c'est dans le choix des compagnies qu'on doit apporter la plus grande attention. Je ne veux point en attribuer la faute aux femmes de service, à tous ceux qui appartiennent à cette classe, réduites pour une somme d'argent à supporter nos caprices et à n'exister que pour nous. Cependant je ne puis m'empêcher de rappeler qu'on ne doit rien négliger pour s'assurer des mœurs des domestiques et pour les surveiller.

Celles des bonnes, comme je l'ai déjà dit, auxquelles on accorde ordinairement un accès plus fréquent auprès des jeunes personnes, exigent surtout une attention très sévère. Il en est sans doute de sages et d'honnêtes, mais j'en ai vu qui n'étaient que de véritables corruptrices de leurs jeunes maîtresses.

Comme une inertie extrême est un des traits les plus frappants du caractère des victimes de l'égarement solitaire, il serait à désirer que les personnes dont on veut faire leur société, fussent douées de qualités nobles, en même temps qu'elles le seraient de quelque beau-talent.

Mais peut-il être une société plus sainte et plus utile pour sa fille que celle d'une mère ? Est-il un sanctuaire plus sûr et plus pur que son cœur ? Non, nulles mains ne doivent mieux savoir que les siennes éloigner les livres dangereux ; nulle personne ne peut mieux qu'elle donner tout à la fois les préceptes et l'habitude des vertus. Quelle bouche indiscrète et sacrilége oserait faire rougir le front de sa fille en sa présence ? Tous les lieux enchanteurs qui pourraient troubler la raison, agiter les sens, ne font plus éprouver à la jeune fille qui s'y promène avec sa mère que des impressions de calme et qu'un doux contentement.

Que la mère accompagne donc souvent sa fille. L'habitude des sentiments honnêtes qu'elle trouvera avec elle lui feront perdre insensiblement le goût des plaisirs brillants et pernicieux. Et c'est ainsi que son esprit et son cœur se formeront, et elle n'aura pas même le souvenir de ces habitudes que la raison condamne. La mère qui suivra les avis que je viens d'exposer, conservera non-seulement les mœurs de sa fille, mais encore lui épargnera bien des maux; elle lui procurera une santé brillante, un esprit sain et une force de caractère propre à lui faire supporter avec courage et sans une excessive douleur, les chagrins et les adversités qui pourraient lui être réservés.

Pour être complet dans le traitement de l'onanisme, nous aurions à passer successivement en revue, l'influence que peuvent exercer, sur cette habitude la vie à la campagne, les exercices physiques, la gymnastique, les bains froids, les vêtements, le lit, le sommeil, l'alimentation.

Comme mon sujet n'a pas l'étendue que pourrait avoir un ouvrage scientifique, je me bornerai là-dessus à quelques conseils pratiques.

Les exercices du corps fortifient en général et tendent, par conséquent, à détruire la trop grande excitabilité nerveuse qui, la plupart du temps, est une cause d'onanisme. C'est un moyen de développer le système musculaire et de produire une sédation dans l'impressionnabilité nerveuse. Ceci s'applique parfaitement au séjour à la campagne, qui d'habitude invite aux promenades et à des occupations, plus ou moins actives. Les bains froids, par leur action tonique, activent la vie dans les organes et servent à combattre efficacement cet affaiblissement moral dont l'onaniste est affecté. Il faut éviter le contact des vêtements de laine sur la peau et, en particulier, au voisinage du bassin, il est inutile de dire que quel que soit le tissu dont ils sont formés, les vêtements ne doivent jamais être trop épais, trop serrés, de manière à comprimer les parties sexuelles.

Un lit dur avec matelas de crin doit être préféré. « Les enfants, très jeunes, dit Fonssagrives, » doivent toujours dormir les deux mains réunies » à plat et placées sous l'oreille; pose enfantine » qui ne manque d'ailleurs ni de naturel ni de » grâce, les peintres le savent bien. J'ai vu des » enfants qui, dressés à cette habitude, la repre- » naient automatiquement lorsqu'on les en détour- » nait pendant leur sommeil. »

« Ceux que l'on couche de trop bonne heure, » pour se débarrasser de leur pétulance, dit-il » aussi, et se donner ainsi une liberté quelque » peu coupable; ceux dis-je, que l'on punit de cette » façon (ce qui est peu prudent) sont souvent con- » duits, par le hasard ou l'ennui, à des révéla- » tions sensuelles qu'ils n'oublient plus. »

Un proverbe allemand dit : « La jeunesse doit » apporter à table des dents acérées, et au lit » des jambes harassées. » Je ne retiens que la seconde proposition pour le moment et je la déclare très fondée.

« Le lit des enfants ne leur est bon qu'à la » condition qu'ils y dorment. Il faut qu'ils soient » endormis cinq minutes après y être entrés, et il » ne faut pas, quoique l'inconvénient soit moindre, » les y tenir éveillés le matin. »

Des aliments indigestes, comme aussi ceux qui ne sont pas nourrissants et dont il faut ingérer une grande quantité, provoquent un engorgement des vaisseaux abdominaux ; les ragouts épicés, les liqueurs alcooliques sont les excitants du système nerveux et par conséquent doivent être proscrits.

Quand l'hygiène est impuissante, l'art offre encore quelques ressources pour tâcher de détruire cette déplorable maladie : ce sont divers moyens mécaniques tous plus ou moins défectueux. Enfin, lorsque tout a échoué, quand le raisonnement, les conseils, les menaces, les appareils sont insuffisants, il ne reste qu'à pratiquer une opération : C'est l'infibulation chez les garçons, opération par laquelle on perfore le prépuce de deux trous en regard dans lesquels on fait passer un anneau ou un fil d'or ou d'argent ; chez la femme on a recours à l'extirpation du clitoris.

Je me suis dispensé de donner plusieurs exemples pour mieux montrer la vérité des faits que j'avance, je n'ai pas insisté sur les différentes phases de la maladie et sur les conséquences graves qu'elle entraîne ; j'ai voulu surtout avertir.

Puissent ces renseignements tenir en éveil l'attention des parents et de ceux qui dirigent la jeunesse ; et si ces notes prises au hasard et exposées rapidement étaient lues par un jeune homme ou par une jeune fille, qu'elles lui servent de leçon, qu'elles soient pour eux le moyen de se débarrasser de ces pratiques honteuses qui troublent si profondément l'équilibre dans les facultés.

Si je n'obtenais même qu'un seul succès, je serais heureux de l'avoir préparé.

FIN

ANNOTATION A LA PAGE 20

Les voluptueuses Japonaises, pour apaiser l'orgasme vénérien qui les tourmente, emploient un moyen qui s'est introduit chez les Chinoises, et, dit-on, dans les sérails de l'Inde. Il consiste en deux boules creuses, d'une égale grosseur, composées d'une feuille extrêmement mince de laiton; ces boules sont quelquefois dorées. L'une est absolument vide; dans l'autre se trouve une balle moins grosse de quelques lignes que la boule elle-même; ce qu'on reconnaît parfaitement en secouant celle-ci. Cette dernière se nomme le *mâle*; lorsqu'on la pose sur une table après l'avoir agitée, elle vacille et produit un bruit particulier, qui résulte du roulement de la balle qu'elle recèle dans sa cavité. Quand on tient dans la main les deux boules à côté l'une de l'autre, on éprouve une espèce de frémissement qui dure longtemps et qui se renouvelle au moindre mouvement. Ce petit frémissement, cette secousse légère, mais longtemps continuée, font les délices des dames japonaises et chinoises. Voici comment elles se servent de ces instruments : Elles introduisent d'abord la boule vide dans le vagin, et la mettent en contact avec le museau de tanche, puis elles mettent l'autre boule en contact avec la première.

Alors le plus léger mouvement des cuisses, du bassin, ou même la plus légère érection des parties extérieures de la génération, mettent en jeu les deux boules, et déterminent une titillation qu'on prolonge à volonté. Ces boules sont de grosseur diverse ; mais leur plus grand volume n'excède pas celui d'un gros œuf de pigeon. Le corps qui est renfermé dans la boule mâle est, dit-on, du mercure à l'état liquide ; cependant les auteurs ne sont pas tous d'accord sur ce point. Ils assurent que les femmes, lorsqu'elles prolongent cette bizarre manière de se masturber, tombent dans un état convulsif, qui va quelquefois jusqu'à simuler le tétanos, et qu'alors elles supplient ceux qui les environnent, de les délivrer de ces dangereux agents de leurs plaisirs.

ANNOTATION A LA PAGE 23

Tissot rapporte le fait suivant : « Une fille, livrée de bonne heure aux plaisirs vénériens, se prostitue afin de satisfaire ses désirs, ce qui ne l'empêche pas de se livrer à toutes les manœuvres de l'onanisme, pour suppléer à l'insuffisance de ses cohabitations journalières avec les hommes. Enfin elle tombe dans la nymphomonie ; honteuse elle-même de son état, elle supporta une opération des plus douloureuses qui n'eût aucun résultat avantageux. Elle mourut, et l'on trouva une irritation chronique avec induration du lobe moyen du cervelet. De petits foyers à bords calleux, indiquaient qu'une phlegmasie existait depuis longtemps dans cet organe.

TABLE DES MATIÈRES

www.ingramcontent.com/pod-product-compliance
Ingram Content Group UK Ltd.
Pitfield, Milton Keynes, MK11 3LW, UK
UKHW022145170726
13837UKWH00004B/1792